DE L'APPLICATION

DU

SPHYGMOGRAPHE

A L'ÉTUDE

DE LA BRONCHITE CHRONIQUE

PAR

Le Dr LAHILLONNE

Ancien élève de l'École polytechnique,
Chevalier de la Légion d'honneur, de l'Ordre de Stanislas de Russie,
Médecin consultant à Pau et à Cauterets

Age quod agis.

PARIS

GERMER-BAILLIÈRE & Cie, LIBRAIRES-ÉDITEURS

108, Boulevard St-Germain.

DE L'APPLICATION

DU

SPHYGMOGRAPHE

A L'ÉTUDE

DE LA BRONCHITE

Imprimerie A. Menetière, — Pau.

DE L'APPLICATION

DU

SPHYGMOGRAPHE

A L'ÉTUDE

DE LA BRONCHITE

PAR

Le Dr LAHILLONNE

Ancien élève de l'École polytechnique,
Chevalier de la Légion d'honneur, de l'Ordre de Stanislas de Russie,
Médecin consultant à Pau et à Cauterets

———————

Age quod agis.

———————

PARIS

GERMER-BAILLIÈRE & Cⁱᵉ, LIBRAIRES-ÉDITEURS

108, Boulevard St-Germain.

DE L'APPLICATION

DU

SPHYGMOGRAPHE

A L'ÉTUDE

DE LA BRONCHITE

PAR

Le Dr LAHILLONNE

Ancien élève de l'École polytechnique,
Chevalier de la Légion d'honneur, de l'Ordre de Stanislas de Russie,
Médecin consultant à Pau et à Cauterets

Age quod agis.

PARIS

GERMER-BAILLIÈRE & Cⁱᵉ, LIBRAIRES-ÉDITEURS

108, Boulevard St-Germain.

OUVRAGES

DU MÊME AUTEUR

—

— *De quelques Éléments primordiaux de l'Organisme.*
  Strasbourg, 1863.

— *Histologie comparée de l'Homme et des Animaux* par
  le professeur Leydig (de Tubingue), 1857, traduite,
  annotée et complétée jusqu'en 1865.

— *Pau et ses environs au point de vue des affections
  paludéennes* (1867).

— *Notice médicale sur le climat de Pau* (1868).

— *Étude de météorologie médicale au point de vue des
  maladies des voies respiratoires,* 1869.

— *Histoire des Fontaines de Cauterets et des Variations
  de leur emploi au traitement des maladies chroniques,* 1879.

M. le Prof. G. Sée a publié en 1879 un ouvrage intitulé « DU DIAGNOSTIC ET DU TRAITEMENT DES MALADIES DU CŒUR ET EN PARTICULIER DE LEURS FORMES ANOMALES. » Leçons do clinique recueillies par M. le Dr Labadie-Lagrave·

A la page 53, on peut lire ce qui suit :

« Un ancien député d'une grande ville du Midi me fit
„ mander, il y a tantôt deux ans, à l'hôtel Mirabeau, dé-
„ sirant s'informer auprès de moi s'il pouvait aller tenter
„ une cure thermale à Cauterets. Ce malade toussait depuis
„ longtemps déjà, il avait de l'oppression au moindre effort,
„ son expectoration était muqueuse et peu abondante.
„ L'auscultation m'ayant révélé l'existence d'un bruit de
„ souffle à la pointe du cœur, j'eus bien garde d'accéder
„ à ses désirs, et je m'efforçai de le dissuader d'un traitement
„ qui serait, lui dis-je, inefficace et dangereux.

« Sans tenir compte de mes avis, il partit pour les
„ Pyrénées et se mit à boire tous les jours un grand verre
„ d'eau de la Raillère. Or, qu'advint-il? c'est qu'au cinquième
„ verre d'eau sulfureuse, le malade indocile succomba·
„ Il avait été traité pour un catarrhe bronchique, et il portait
„ une lésion cardiaque des plus manifestes.

« Ce triste exemple doit vous servir d'enseignement : dès
„ que vous entendrez un bruit de souffle dans la région
„ cardiaque aux environs de l'orifice mitral, vous pourrez

» être sûrs que lo catarrho est secondairo et que la maladio
» du cœur a ouvert la scène et doit être priso en sérieuse
» considération. »

Je reconnais que l'anecdote en clinique est un puissant moyen d'instruction, parce qu'elle se grave mieux dans l'esprit qu'une théorie physiologique ou pathologique. Mais, si elle n'est pas à l'abri d'une discussion sérieuse, elle a l'inconvénient de laisser la trace, souvent ineffaçable, d'une notion inexacte et de conduire à des errements non justifiés.

C'est ce que je me propose d'examiner dans cette courte notice, tout en assurant l'éminent Professeur de mes sentiments d'estime et de respect.

Je n'ai pas eu l'honneur de connaître cette victime de la Raillère; mais, si un de mes confrères a pu se tromper, il ne saurait s'en suivre que tous les malades bronchitiques et réellement cardiaques ne puissent être traités avec succès à Cauterets, ainsi que cela résultera, je l'espère, de l'exposé qui va suivre.

Loin de moi la prétention de fournir un travail complet sur la matière, mais bien une méthode d'observation, applicable en tous lieux, qui m'a été suggérée par la lecture des remarquables travaux de M. le Professeur Marey sur la circulation, méthode que je confie à la bienveillante appréciation de mes confrères. En un mot, c'est un premier essai, en attendant qu'une plus grande expérience dans l'interprétation des sphygmogrammes me permette d'embrasser un domaine pathologique plus étendu.

Dans ces dernières années de ma pratique à Cauterets, mon attention s'étant fixée sur les bronchites arthritiques, j'avais constaté de nombreuses contradictions entre les résultats obtenus par le traitement thermo-sulfureux et les notions pathologiques régnantes. L'observation de ce genre de bronchitiques, même cardiaques, me semblait indiquer, que les opinions admises à leur égard, envisagées au point de vue de nos indications, manquaient de sanction pratique : on excluait, sans motif fondé, de notre domaine des cardiaques avérés ou soupçonnés tels.

La question que je me propose d'examiner dans cette courte notice sera donc la suivante : *de la bronchite arthritique aux Eaux de Cauterets, dans ses rapports avec les troubles de la circulation.*

— On constate chaque année que des arthritiques, parmi lesquels la masse des asthmatiques, des rhumatisants bronchitiques éprouvent d'excellents effets de nos eaux, alors qu'ils n'avaient trouvé aucun soulagement durable à Vichy, à la Bourboule, au Mont-Dore, à Royat, etc., etc. Je me hâte d'ajouter que cette même remarque a pu être faite par mes confrères des stations thermales que je viens de citer, à la vue de malades qui n'avaient trouvé aucun soulagement à Cauterets. De là résulte ce va-et-vient, ce courant à l'aventure des malades, que les médecins sont obligés de changer de direction suivant les résultats par eux déclarés, et cela, malgré les indications thérapeutiques généralement admises. L'excitation produite par les eaux sulfureuses passe, en effet, pour stimuler le processus arthritique, provoquer ou déplacer ses manifestations.

Cela posé, c'est-à-dire, les bronchitiques arthritiques demeurant, malgré le cours des doctrines diathésiques, tributaires de nos eaux, il est évident que j'aurai, dans cette notice, à rechercher comment, dans l'arthritis, les organes de la circulation se comportent par rapport au traitement sulfureux de Cauterets, parce que les modifications introduites dans le processus arthritique nous échappent, quant à leur nature, et que les bienfaits de ces modifications sont revendiqués tour à tour par les diverses stations thermales où se rendent les malades en question.

J'ajouterai enfin, comme remarque subsidiaire, que les errements indiqués par nos prédécesseurs et généralement suivis aujourd'hui, ne m'ont pas semblé concorder avec les faits observés. En effet, maintes fois, j'ai reconnu que l'action de l'eau sulfureuse, prise en boisson, n'était pas aussi favorable que celle des bains et des douches sur les bronchites arthritiques, même quand il existait des complications cardiaques. Les observations qui accompagnent cette notice montreront le bien-fondé de ces remarques.

Aussi donc, le problème à résoudre, est le suivant : un dyspnéique, un bronchitique se présente à vous. Vous avez constaté en lui la diathèse arthritique d'après ses antécédents et son état présent.

En outre, l'examen de sa poitrine vous a fait reconnaître l'état des bronches, du tissu pulmonaire. En prenant sa capacité vitale pulmonaire au spiromètre, vous avez pu évaluer approximativement l'influence exercée sur cette base physiologique par les maladies pulmonaires antérieures.

Eh! bien, cela est-il suffisant pour déterminer le traitement à suivre? Ou bien existe-t-il d'autres moyens pour assurer une direction meilleure que celle indiquée par ces données ordinaires?

Rappelons en outre qu'il s'agit peut être d'un bronchitique cardiaque, et que, par conséquent, l'anecdote de M. le professeur Sée commande la prudence la plus grande.

Or, je suis convaincu, qu'en présence d'un tel malade, tout médecin avisé ne manquera jamais de rechercher cet élément morbide cardiaque, parce que cette recherche est par trop classique pour être négligée, parce que son importance pratique est aujourd'hui telle aux yeux du plus grand nombre des médecins, que la présence de la complication cardiaque devient une contre-indication formelle, absolue de tout traitement thermo-sulfureux.

Nous verrons qu'il y a dans cet arrêt sommaire plus d'esprit de routine que de réflexion et de vérité.

— C'est ici que mes observations personnelles interviennent pour placer à côté de cet élément cardiaque, accidentel de la bronchite arthritique un élément morbide plus fréquent, que j'appellerai *aortique* ou *artériel,* que l'on rencontre dans les bronchites arthritiques; élément, qui, ne se révélant pas à l'auscultation par des signes physiques anormaux, passe inaperçu et demeure étranger aux indications d'un traitement thermo-sulfureux; et, cependant, son importance pratique ne le cède en rien à celle de l'élément cardiaque, au point de vue du diagnostic et du pronostic d'une bronchite arthritique.

Ceux qui ont étudié la bronchite dans ses rapports avec les diverses diathèses n'ignorent point les difficultés que peut présenter la différenciation d'une bronchite arthritique avec une bronchite herpétique, les hésitations auxquelles peut donner lieu l'alternance ou la coïncidence des symptômes pulmonaires avec les manifestations externes de ces deux diathèses.

Maintes fois, après avoir cherché à mettre en évidence l'élément artériel dans ces deux diathèses, j'ai vérifié que cet élément accompagne d'ordinaire la première, et très rarement la seconde. Et comme la plupart des bronchitiques, d'un âge avancé, qui viennent à Cauterets, sont tributaires de ces deux diathèses, il m'a semblé utile d'établir exactement cette différenciation par la constatation de l'élément artériel en question. Car de là peut résulter la direction à donner au malade.

Le sphygmographe est l'instrument précieux de ce diagnostic.

Précisons.

Le malade qui se présente au médecin, sera venu à Cauterets parce qu'il tousse. Chaque hiver il s'enrhume, et ses rhumes sont de plus en plus opiniâtres ; quand il ne tousse pas, il conserve un certain degré d'anhélation, surtout s'il monte une rampe même légère. Dans ces conditions, il se sent plus lourd, moins ingambe ; et si cette anhélation augmente après les repas, alors qu'il a conservé un bon appétit et d'excellentes digestions, il s'affecte de cet état, qu'il rapporte exclusivement au poumon, aux bronches, surtout s'il lui a été déclaré après examen qu'au cœur il n'a rien d'anormal. Il accusera aussi peut-être une maladie cutanée, présente ou ancienne; — ou bien encore ce malade bronchitique ne sera dyspnéique que par accès; il aura eu encore des hémopthisies dont l'auscultation ne révèle aucune trace; il sera sujet à quelques vertiges passsagers, à des douleurs de tête, alternant avec ses troubles dyspnéiques.

Pas un de nous, qui n'ait vu ce malade; qui, avant de lui prescrire un traitement, n'ait scrupuleusement pesé tous ces symptômes ainsi que leur relation avec la diathèse existante.

Or ici, il faut distinguer plusieurs cas : 1º ce malade ne présente aucun signe physique anormal du côté du cœur; et ainsi, d'après les idées régnantes, il faut l'admettre au traitement; 2º on perçoit chez lui des bruits cardiaques ou vasculaires, qui indiquent une maladie organique du cœur ou des vaisseaux; et, d'après ces mêmes idées régnantes, il faudrait l'exclure du traitement.

Est-ce bien ainsi qu'on doit se déterminer?

Et si, 3º l'auscultation et la percussion des organes thoraciques ne donnent pas l'explication complète des désordres existants, n'y aurait-il pas un moyen pratique, c'est-à-dire rapide et exact, de bien apprécier le cas.

Car, il ne faut pas l'oublier: la plupart des malades ne viennent passer à Cauterets que trois ou quatre semaines en moyenne; il faut donc agir *citò*, *tutò et jucundè*.

Or, si l'on prend le sphygmogramme de ce malade (dans des conditions d'instrumentation toujours identiques), on voit que le tracé obtenu diffère du tracé normal. Et si, pendant le cours du traitement, on reprend plusieurs fois son tracé, on observe des changements sensibles dans les courbes obtenues.

C'est précisément de l'observation de ces changements que peut résulter la direction du traitement, ainsi que je le montrerai plus loin par quelques exemples frappants.

On sait que, pendant le cours de sa cure, et quelquefois longtemps après, un malade peut présenter des bruits cardio-vasculaires anormaux, sans que pour cela il soit un cardiaque, même fruste. Il se rencontre aussi que des bruits anormaux perçus au début du traitement disparaissent sans retour. Eh bien! l'étude des sphygmogrammes peut donner l'explication de ces faits, constatés par mon ami le Dr Candellé.

C'est ici le lieu de rappeler une expression saisissante et pleine de vérité, par laquelle M. le professeur Peter désigne les changements que l'âge, l'hérédité, la diathèse, l'abus sous toutes ses formes, déterminent dans le tissu des artères, ce qu'il a appelé la " rouille de la vie „. C'est cette rouille, l'athérome confirmé ou rudimentaire, un des résultats de la nutrition retardante (professeur Bouchard), qui existe chez les arthritiques, et rarement chez les herpétiques. Elle accompagne ou précède les lésions valvulaires ainsi que les troubles de nutrition du cœur. Toujours, elle modifie la circulation artérielle générale et pulmonaire, en altérant l'élasticité des vaisseaux. L'anhélation presque constante que les arthritiques présentent, même en état de santé relative, ne reconnait souvent d'autre cause première qu'un certain degré de rouille artérielle. Il est vrai que cette anhélation augmente, lorsque d'autres causes atmosphériques, climatériques, telluriques, morales même, déterminent la bronchite.

C'est avec tous ces éléments morbides réunis, agissant ou ayant agi, que la plupart des bronchitiques arthritiques arrivent à nos eaux. C'est avec les désordres accumulés par ces différentes causes qu'ils se présentent à notre examen.

Eh bien! j'ai reconnu que de tous ces éléments morbides, le plus important, le plus justiciable de

notre intervention immédiate, c'est l'élément artériel;
c'est en un mot, le degré de rouille existante qu'il faut
apprécier, pour se faire une idée exacte du traitement
à prescrire, ainsi que des accidents et conséquen-
ces probables de ce traitement.

De tous les moyens propres à fournir cette appréciation, je n'en connais point de plus précieux que le
sphygmographe de Marey.

— Après avoir recueilli, dans les conditions d'examen
que je viens de préciser, un grand nombre de sphygmogrammes, j'ai été frappé de la rareté d'un tracé
normal parmi les bronchitiques arthritiques.

Inégalité de l'élément constant de la tension artérielle, exagération de cette même tension, plateaux
systoliques à formes diverses, rapport anormal entre
les phases systolique et diastolique du tracé, systoles
avortées (faux pas du cœur), dicrotismes multiples
avec rythme normal, altération du rythme, etc.: tous
ces désordres se rencontrent chez les diathésiques en
question; et cela, sans que l'auscultation du cœur
révèle nécessairement une altération valvulaire.

Sans doute, il peut arriver que tout ne soit pas
désordre artériel dans l'espèce; mais il n'en est pas
moins vrai que le plus souvent la détermination de
l'élément morbide cardiaque est subordonnée à celle
de l'élément artériel.

Cela posé, afin de faciliter l'interprétation immédiate des sphygmogrammes que j'ai recueillis et qui constituent les pièces justificatives de cette étude, qu'il me soit permis de rappeller succinctement les principales données physiologiques du sphygmographe de Marey.

On distingue dans tout sphygmogramme trois parties : l'ascension, le sommet et la descente.

Dans la pulsation, il faut considérer deux phases distinctes : la phase systolique, pendant laquelle l'artère reçoit du sang qui lui est envoyé par le cœur, la phase diastolique pendant laquelle l'artère laisse le sang s'écouler vers les capillaires.

Les variations de niveau de la ligne d'ensemble (ligne des sommets) d'un tracé sont en rapport avec celles de la fraction constante de la tension artérielle.

Après avoir séparé sur un tracé les ondulations systoliques, la première ondulation de dicrotisme ou de rebondissement marque le commencement de la phase diastolique.

Les saccades dans la période d'ascension se rencontrent dans l'altération athéromateuse des artères (rouille) dans l'insuffisance aortique, etc.

Le sommet arrondi de la pulsation indique une pénétration lente du sang dans un système artériel souple et extensible. Ce sommet peut présenter la forme d'un plateau, horizontal, ascendant ou descendant; ces différentes formes sont en rapport avec les variations de l'élasticité artérielle et aussi avec le débit des capillaires.

Le dicrotisme, début de la phase diastolique, existe toujours si les valvules sygmoïdes sont intactes; il est favorisé par une brusque pénétration du sang dans l'aorte, le petit volume de l'ondée et la faible tension artérielle.

Le rebondissement, début aussi de la phase diastolique, se rencontre avec un pouls rare et une forte tension artérielle.

Pour bien interpréter un sphygmogramme, il faut connaître la signification physiologique de ces variations des courbes. C'est chose devenue classique aujourd'hui, grâce aux admirables travaux de M. le professeur Marey, dont le Traité sur la circulation du sang à l'état physiologique et dans les maladies est la plus brillante expression.

Qu'il me suffise d'ajouter, en me plaçant sous l'autorité de ce maître éminent, que ce n'est point seulement dans la nature de la maladie qu'il faut chercher les causes modificatrices du pouls, mais aussi dans les influences qui agissent sur la circulation, et dont les principales sont : la manière dont le cœur se vide, le

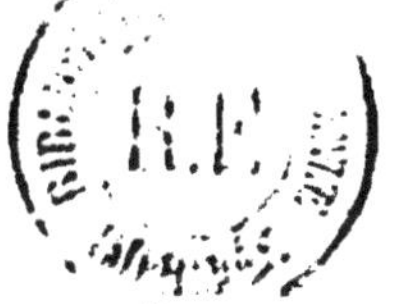

diamètre et l'élasticité des artères, l'état de relâche-
ment ou de contraction des capillaires.

Or, dans la majorité des bronchites arthritiques, le
pouls se trouvant modifié, il importe de savoir de
quelle manière. Par conséquent il faut examiner les
modifications que le traitement thermal introduit dans
circulation artérielle.

Et ainsi, pour apprécier le résultat obtenu, il suffira
de constater à la fin du traitement et mieux encore
longtemps après, si les modifications favorables appor-
tées dans la circulation sont durables et combien elles
ont duré.

L'observation clinique simple avait montré à Pidoux
que les eaux sulfureuses des Pyrénées ont une longue
portée. C'est la démonstration instrumentale de cette
longue portée que je cherche depuis plusieurs années,
et que je vais sinon donner, du moins essayer
d'indiquer.

OBSERVATIONS

1. — Le tracé nº 1, représente le sphygmogramme d'un malade venu à Cauterets dans les conditions suivantes (2 Août 82) :

65 ans — Sujet aux rhumes — 2 à 3 bronchites successives chaque hiver qui le retiennent à la chambre plusieurs mois consécutifs. — Affaiblissement des bruits respiratóires généralisé. — Anhélation constante.

Pouls intermittent, aucun bruit de souffle.

Vertiges légers.

Dyspeptique — constipation, hémorrhoïdes — diathèse arthritique.

Cette courbe indique une très-faible variation de l'élément constant de la tension artérielle; par le plateau systolique descendant, la rapidité de l'écoulement sanguin malgré la diminution de l'élasticité artérielle.

S'agissait-il d'un cardiaque anomal en raison de l'intermittence du pouls ? Cette question ne pouvait être tranchée d'emblée. Aussi, dans l'hypothèse que l'intermittence pouvait être occasionnée par une simple diminution de l'activité nerveuse, je prescrivis un traitement excitant, qui fut mal supporté. L'eau sulfureuse porta son action sur le ventre, provoquant de l'inappétence, de la diarrhée, de la fatigue générale. Aussi, après avoir réduit la boisson à un quart de verre d'eau de César et de Mauhourat, remplacé le bain des Espagnols par une douche tiède et de courte durée aux Œufs, une grande amélioration s'en suivit. Et, lorsque, à son départ, j'examinai ce malade, je trouvai confirmé par le sphygmographe le résultat obtenu.

Il suffit, en effet de jeter les yeux sur le tracé suivant (29 Août).

pour reconnaître : la disparition du plateau systolique, c'est-à-dire le retour de l'élasticité artérielle, le libre écoulement du sang par les capillaires avec diminution de la tension artérielle.

L'anhélation avait disparu, ainsi que l'intermittence, par régularisation de l'activité nerveuse.

Ce résultat se maintiendra-t-il?

Pourra-t-on toujours le discerner parmi les nombreuses variations que des causes multiples accidentelles introduisent dans le tracé?

On peut répondre que s'il existe, comme je l'ai dit plus haut, un moyen certain de démontrer le fait clinique important de la longue portée de nos Eaux, c'est bien le sphygmographe qui le donne. Il suffira, en effet, de reprendre le tracé longtemps après la cure thermale pour reconnaître si l'amélioration de la circulation s'est maintenue.

C'est pour faciliter cette vérification que je prends le soin, dans les cas de ce genre, de remettre aux malades les duplicatas des sphygmogrammes, pour qu'ils puissent les soumettre au contrôle ultérieur de leurs médecins ordinaires.

En rentrant dans la question, je dois ajouter, si, dans ce cas, je n'ai pas eu à traiter un cardiaque proprement dit, puisque aucun signe indiscutable ne me permettait d'asseoir ce diagnostic, ce malade aurait pu être considéré comme un cardiaque anomal : si les signes physiques ont fait défaut, sa susceptibilité par rapport à l'eau minérale a été celle d'un véritable cardiaque.

D'où il résulte que dans l'appréciation d'un cas semblable, quand il s'agit de prescrire un traitement, il peut être bon de se garder des idées admises; qu'il faut tâter le terrain avec prudence, et ne pas exclure des bienfaits de nos Eaux des malades à qui nous pouvons faire le plus grand bien, à la condition de contrôler par le sphygmographe chaque phase du traitement.

II. — Le cas suivant vient à l'appui de ce qui précède.

Le tracé nº 3 a été pris en 1881, dans les conditions suivantes :

56 ans — Voix altérée depuis dix ans environ — mal de gorge continu (hyperhémie granuleuse de la muqueuse) — anhélation constante en montant — forts rhumes en hiver — pleurésie en 1860.

L'auscultation du cœur ne présente rien d'anormal. — Obscurité des bruits respiratoires au siège de l'ancienne pleurésie avec bruits de frottement. — Sibilances disséminées. — Douleurs lombaires — diathèse arthritique.

Ici, la courbe du pouls indique une augmentation de la tension artérielle (rebondissement avec indice de plateau systolique), faible réplétion ventriculaire en rapport avec un certain degré de stase pulmonaire, écoulement difficile du sang par les capillaires.

Pour me rendre un compte plus exact du degré d'anhélation, je pris au spiromètre de Mathieu la capacité vitale pulmonaire — 2.25 au lieu de 3.50. On sait bien que l'âge diminue cette capacité; mais, comme ce malade n'était point emphysémateux, cette différence de volume me permettait d'apprécier le résultat des affections pulmonaires antérieures sur la normale spirométrique exigible, et par suite la valeur de la stase pulmonaire existante. J'avoue qu'à cette époque, j'étudiai cette question, me défiant de mes appréciations, tout en inscrivant scrupuleusement ce que je constatai, comptant sur l'avenir pour mieux faire.

Eh bien! quand j'instituai le traitement de ce malade, je suivis un peu la routine, m'occupant d'abord d'améliorer la gorge. Après douze jours de traitement, la gorge allait mieux; mais, l'anhélation n'avait pas diminué, et le malade accusait une gêne notable dans la région du cœur. La capacité vitale pulmonaire avait augmenté de un quart de litre, les bruits respiratoires étaient meilleurs. Mais, le malade n'était pas satisfait.

Si j'avais directement suivi les indications du sphygmogramme, j'aurais songé immédiatement à abaisser la tension artérielle par des bains et des douches appropriés; ce que je ne fis que vers la fin du traitement.

Or, il arriva que ce malade, qui est un homme fort intelligent, intéressé par la nature de mes recherches et par la franchise avec laquelle je lui fis part de mes hésitations, revint à Cauterets l'année dernière.

Mon premier soin fut de prendre le tracé du pouls que voici :

La forme saccadée de l'ascension me portait à croire que j'étais en présence d'un athérome artériel, puisqu'il n'existait aucun signe d'insuffisance aortique. Mais, il faut aussi remarquer que l'écoulement sanguin se faisait mieux que l'année précédente, ainsi qu'il

résulte de la comparaison du p'ateau systolique et
de la phase diastolique. Le traitement de 81, quoique
peu logiquement dirigé, du moins dans sa première
partie, n'était pas cependant resté infructueux : la
pharyngo-laryngite chronique s'était maintenue améliorée, la state pulmonaire diminuée.

Mais ce qui, de 1881 à 1882, s'était accentué,
c'est la diathèse arthritique: urines chargées, quelque
peu albumineuses — céphalée — vertiges passagers
— douleurs dans les genoux. D'autre part, appétit
et digestion meilleurs, anhélation moindre.

Mon opinion fut que si je ne me trouvais pas
en présence d'un cardiaque consommé, j'avais
à traiter un malade à élément artériel morbide, et
j'instituai d'emblée un traitement mixte : bromure
et iodure potassique, bain des Œufs, un quart d'eau
de César, deux demi verres d'eau des Œufs.

Un résultat satisfaisant ne se fit pas attendre. En
effet, le 2 août, après sept jours de traitement, je
relevai le sphygmogramme suivant.

On y voit que la saccade de l'ascension a déjà disparu, et que la portion aortique de la circulation est meilleure; la tension ortique s'est accrue, et le sang s'écoule régulièrement par les capillaires, les valvules sygmoïdes fonctionnant bien.

A la fin du traitement (22 août) j'obtins le tracé suivant :

où l'on voit que l'influence de l'élément artériel morbide est réduit à un minimum, l'écoulement sanguin se produisant avec la plus grande régularité, puisque la phase diastolique du tracé accuse des ondes secondaires presque normales.

Je dois ajouter qu'il ne se révéla aucun bruit anormal du côté du cœur.

Eh bien! avais-je eu devant moi un cardiaque anomal? Ce malade deviendra-t-il un vrai cardiaque Le traitement qu'il a suivi à Cauterets l'empêchera-t-il de le devenir? Tout en réservant mon jugement, ne m'est-il pas permis de dire que malgré les opinions de maîtres autorisés, devant lesquels je m'incline

respectueusement, il se présente des pseudo-cardia-
ques, des *artériels* du moins, que l'on serait tenté
de ne pas envoyer aux Eaux de Cauterets, alors
qu'elles leur seraient fort utiles?

Le cardiaque anomal sera longtemps encore un
sujet difficile à diriger, par la simple raison que son
appréciation exacte n'est pas possible. Mais, si l'on
reconnaît d'emblée par le sphygmographe, ou bien,
ce qui est plus intéressant encore, si l'on arrive par un
traitement à tâtonnements réfléchis, à mettre son
élément morbide artériel en évidence, ne sera-ce
point là la preuve éclatante que l'empirisme ne règle
pas seul les indications de nos Fontaines? Tant il
est vrai que les fluctuations de la thérapeutique ne
dépendent que de l'indétermination des méthodes
de traitement !

III. — Mais, faut-il, que je donne au moins
l'histoire d'un vrai cardiaque, dans des conditions qui
me paraissent dignes d'intérêt.

Le 5 août 82, je pris le tracé suivant :

76 ans — Il y a six mois que ce malade tousse, d'une petite toux sèche avec sifflements. Il n'expectore pas. C'est un arythmique, présentant un dédoublement très marqué du second bruit. — D'un appétit médiocre, capricieux. — Sujet à une constipation opiniâtre de tout temps, — parfois à des douleurs arthritiques, à l'insomnie, à des cauchemars — toujours en anhélation.

Le tracé indique un pouls inégal, avec ascension variable, plateau systolique non constant, phase diastolique à tension artérielle mobile.

Ce malade, fallait-il l'admettre au traitement de Cauterets? Bien des raisons auraient pu l'en exclure. Et cependant, ayant déjà acquis une certaine expérience de ces cas dangereux, je me déterminai à lui prescrire un traitement. Car, si la prudence est toujours chose bonne et facile, il est des circonstances où l'abstention exerce une fâcheuse influence sur le moral du malade.

Or, voici ce qui arriva. Après quelques cuillerées d'eau de César, et quelques bains de courte durée aux Œufs, des douleurs arthritiques aiguës se manifestèrent; le genou gauche gonfla, devint raide, les jambes s'allourdirent. Mais, d'autre part, la toux devint plus humide, moins sifflante, le sommeil meilleur, l'anhélation moindre. Et, en réduisant le traitement à quelques quarts de verre d'eau des

Œufs, il se produisit un remarquable changement dans la circulation, que le tracé suivant pris le 24 Août, met en évidence :

On y reconnaît que le cœur se vide mieux, malgré l'irrégularité de la pulsation, que le jeu des valvules sygmoïdes est meilleur, puisque le dicrotisme apparaît, avec une phase diastolique bien distincte : l'élasticité artérielle fonctionne bien.

Y a-t-il eu un simple déplacement de la fluxion arthritique, puisque, sous l'influence du traitement réduit à sa plus simple expression, la diathèse a porté ses effets sur les membres inférieurs ?

Ce qu'il y a de certain, c'est que l'eau sulfureuse a amélioré les circulations cardiaque et artérielle (qui tendent à se ressembler chez le vieillard); que la respiration a bénéficié de cette amélioration.

Si donc, des bronchitiques cardiaques, même d'un âge avancé, sont envoyés à Cauterets, s'ils sont bien dirigés, on peut le dire, le sphygmographe en main, seulement ils n'y succombent pas au n^{me} verre, mais ils s'y améliorent de manière à durer.

IV. — Voici encore le cas d'un cardiaque :

Ce tracé a été pris le 29 juin 82, sur un malade bronchitique, arrivé à Cauterets dans les conditions suivantes :

62 ans. — Rhumes opiniâtres — inefficacité plusieurs fois constatée des eaux du Mont-Dore—obscurité généralisée des bruits respiratoires — léger degré d'emphysème — spirométrie 1.60 au lieu 2.60 — anhélation constante, exagérée au moindre effort — urine arthritique — à l'auscultation, le cœur ne présente rien d'anormal, battements dans le creux épigastrique—légère hypertrophie cardiaque.

A la vue de ce tracé, je songeai à l'existence ou d'un commencement d'anévrisme ou d'une insuffisance aortique. Mais les bruits anormaux faisant défaut, je me décidai à essayer d'un traitement exploratif.

Quelques bains excitants de César, ayant fatigué le malade, je le mis à la douche tiède, dont l'effet sur le relèvement de la tension artérielle fut très marqué. L'anhélation diminua avec le rappel de quelques douleurs arthritiques viscérales, amenant un grand soulagement dans la marche.

Et le 14 juillet, après 16 jours de traitement, j'obtenais le tracé suivant :

On y reconnaît que les effets de l'insuffisance aortique sur le dicrotisme ont été diminués, c'est-à-dire que les valvules sygmoïdes se ferment moins mal. Ce n'est plus là le pouls de Corrigan. J'ai dit plus haut qu'au début du traitement je n'avais entendu aucun bruit de souffle au début de la diastole ventriculaire; la cause en était dans le degré élevé de l'insuffisance; mais, ce degré ayant été diminué par le traitement il était rationnel que ce souffle se produisît, quand la fermeture des valvules s'était améliorée et cela malgré la contradiction apparente relative à l'augmentation de la tension artérielle, ce que je constatai avant de prendre ce deuxième tracé.

Quelle a dû être la durée de cette amélioration? Le pouls de Corrigan a-t-il reparu chez ce malade, depuis qu'il a quitté Cauterets?

Voilà où serait le criterium de cette méthode d'observation et de traitement. Mais pour l'obtenir, le concours ultérieur du médecin ordinaire doit être acquis au médecin thermal. De ce concours résulterait une estime réciproque, basée sur une connaissance approfondie de nos malades : et ainsi, peu à peu, disparaîtrait cet empirisme grossier auquel se livrent un grand nombre de personnes, dont nous sommes les témoins et dont elles sont les victimes.

V. — L'observation suivante m'a semblé présenter un grand intérêt. Ce tracé a été obtenu le 1er août 83, dans les conditions que voici.

58 ans — rhumes fréquents et tenaces depuis l'âge de 22 ans — eczéma à 25 ans, héréditaire — larynx susceptible, avec sensation de chaleur sèche et de fatigue à la gorge — expectoration le matin au réveil de petites masses perlées — hémorrhoïdes saignant facilement et abondamment — digestion normale — douleurs névralgiques intercostales, lumbago, crampes.

L'auscultation des poumons et du cœur ne présente rien d'anormal.

En examinant le tracé et en tenant compte des signes négatifs fournis par l'examen direct des organes thoraciques, je rejetai l'existence de tout élément morbide cardiaque ou artériel. La première indication était donc de modifier toute la muqueuse des voies respiratoires, en essayant de provoquer une fluxion arthritique sur la peau, peut-être même la réapparition de l'eczéma. Je prescrivis donc un verre d'eau de César et de la Raillère, ainsi que de la grotte de Mauhourat, un bain de 35º degrés et de 25 minutes aux Espagnols, ainsi que des douches nasales et pharyngiennes.

Au bout de huit jours de traitement, le malade accusa une gêne notable de l'inspiration, de vifs chatouillements à la gorge, des démangeaisons à la peau et une grande anhélation en montant.

En l'absence de tout signe physique nouveau du côté des poumons et du cœur, je pris le tracé que voici :

Ainsi donc la tension artérielle avait diminué; le rythme du cœur n'ayant pas changé, la pneumogastrique n'avait pas été influencé par le traitement. La résistance au cours du sang était nécessairement devenue moindre par une action dilatatrice générale des vaso-moteurs. On aurait pu voir un changement analogue après une hémorrhagie hémorrhoïdaire ou une fièvre thermale intercurrente; mais ce n'était pas le cas.

Comment donc expliquer l'aggravation de la dyspnée, la fluxion thermale de la muqueuse respiratoire et de la peau, si ce n'est par une diminution de l'ondée ventriculaire, favorisant le dicrotisme comme on le voit dans le tracé, par un rapide écoulement du sang dans un système artériel normalement élastique, indiqué par la forme arrondie du sommet systolique.

Sans préoccupation du côté des organes circulatoires, j'augmentai la quantité d'eau à boire, tout en remplaçant le bain de César par une douche tempérée aux Œufs de 15 minutes. Cette douche produisit des réflexes toniques sur les centres de l'innervation cardio-pulmonaire; l'anhélation disparut, la gorge s'améliora, et le résultat fut excellent.

Or, je déclare que sans le secours du sphygmographe, sans les indications du second tracé, en présence de la dyspnée que j'avais provoquée dans la première semaine du traitement, j'aurais été porté à diminuer les doses au lieu de les augmenter, et j'aurais cherché

à accentuer la fluxion cutanée par des douches chau-
des de César, d'où serait résultée une anhélation encore
plus grande.

Ce cas, qui s'est révélé négatif par rapport aux
éléments artériel et cardiaque, n'en est que plus ins-
tructif au point de vue du traitement de la bronchite
arthritique accompagnée d'eczéma diathésique.

VI. — S'il est des cas, où la diminution de la
tension artérielle est un signe d'amélioration, il en
est d'autres où c'est l'augmentation de cette tension
qui détermine le succès. L'observation suivante en
fait foi :

J'ai pris ce tracé le 27 juillet 82 sur un malade âgé de
43 ans, bronchitique arthritique, qui avait fait à Cauterets
trois cures consécutives en 1880, sa capacité vitale pulmonaire (spiromètre de Mathieu, et tables de Vierordt), était
2.50, au lieu de 3.30. — En 82, 2.65.

La différence est minime, j'en conviens ; mais elle a son
importance, pour un malade que je soupçonnais tuberculeux

malgré sa constitution arthritique. L'amélioration qu'il avait obtenue à Cauterets du côté de la gorge et de la poitrine, avait fait de lui un habitué de notre station.

Chargé en Espagne d'un service d'ingénieur très-pénible, il avait éprouvé l'année précédente une grande fatigue de tête, de sommrolence, des douleurs dans la région du foie, de la tendance à la constipation, de l'anxioté précordiale, une sensation de faiblesse générale accompagnée d'un certain degré d'hypocondrie.

Le tracé me parut satisfaisant, malgré la forme du sommet, qui indiquait une diminution de l'élasticité aortique. Je lui prescrivis un traitement léger, douche à peine tiède aux Œufs, un demi verre d'eau de César, de la Raillère et de Mauhourat. Les symptômes du côté de la tête et du foie s'améliorent; il n'accusa plus du côté du cœur cette fatigue sourde qui le portait à la tristesse.

Ayant pris, au moment de son départ, le tracé du pouls que voici:

je reconnus que la tension artérielle avait augmenté considérablement.

J'éprouvai ainsi quelque difficulté à me rendre compte de son amélioration. Le tracé m'indiquant une activité plus grande des vaso-constricteurs, et par conséquent une circulation cérébrale meilleure, je pouvais m'expliquer la disparition de la somnolence et de la stase hépatique.

Dans les conseils que je laissai à ce malade pour être communiqués à son médecin, je crus devoir indiquer l'emploi des moyens propres à élever la tension artérielle, puisque tout semblait donner cette indication.

C'est en de telles circonstances que l'on regrette de ne pouvoir suivre son malade; car dans ce cas, il me restait dans l'esprit, la pensée d'une diminution de l'élasticité artérielle, avec affaiblissement organique de l'influx nerveux régulateur de la tension sanguine; et je suis convaincu que si je revois ce malade l'été prochain, j'aurai l'explication complète de ces phénomènes par une nouvelle étude de ses sphygmogrammes.

Les observations qui précèdent me paraissent suffi-
santes pour donner une idée de la méthode à laquelle
je me suis attaché.

On comprendrait mal mes intentions si l'on dédui-
sait de la discussion qui précède, que je veux mettre
le sphygmographe au-dessus des moyens d'investiga-
tion ordinaires.

Cet instrument n'est qu'un auxiliaire du plessimè-
tre, du stétoscope, du spiromètre.

A côté de sa valeur relative, il a sa valeur propre,
dont les indications sont précieuses.

En effet, " les caractères de la pulsation artérielle
dépendent de trois facteurs principaux : l'action ventriculaire, l'énergie cardiaque, le sang (quantité et pres-
sion), la paroi artérielle (élasticité et contractilité); ces
trois facteurs interviennent chacun pour modifier dans
un sens ou dans un autre les caractères de la pulsation. Ainsi l'étude des caractères du pouls, et surtout
leur analyse à l'aide des tracés sphygmographiques

est-elle de la plus grande importance en médecine. „
Telle est l'opinion d'un physiologiste distingué, M. le
professeur Beaunis. Je n'ai donc fait que m'engager
dans la voie qui m'était indiquée par des maîtres
autorisés.

Rechercher comment l'eau sulfureuse de Cauterets,
employée seule, ou associée aux agents de la thérapeutique ordinaire, *intùs et extrà*, modifie les trois
facteurs de la pulsation artérielle, dans certains états
morbides, *cliniquement* déterminés; évaluer la durée
de ces modifications, tirer de leur étude des indications pendant et après le traitement, apprécier l'action
de l'eau prise en boisson par rapport à celle des
bains et des douches en présence de ces mêmes états
morbides, n'est-ce point là un effort pour sortir de
l'empirisme, pour expliquer, c'est-à-dire justifier ou
rejeter les errements traditionnels ?

Il est certain que l'eau sulfureuse modifie les fonc-
tions des organes abdominaux, en donnant lieu à des
réactions chimiques et à des produits nouveaux qui,
introduits dans le sang, vont provoquer par des reflexes
compliqués des phénomènes variés.

C'est de l'excitation thermique et mécanique des
nerfs sensibles de la peau que dépendent certains effets
des bains et des douches sur la régularisation de la

chaleur, l'échange nutritif, le calibre des vaisseaux, la distribution du sang, les mouvements respiratoires, le travail des glandes et des viscères.

Dans toute station thermale, le médecin doit connaître ces effets, les principaux au moins, pour chaque source en particulier. Il faut en outre que son attention soit constamment en éveil sur d'autres phénomènes, engendrés dans les profondeurs de l'organisme, par des reflexes à trajets obscurs à travers les masses nerveuses, analogues aux phénomènes électro-magnétiques, métallothérapiques, etc.; qu'il sache profiter des heureuses modifications de l'état psychique, que le repos et le séjour dans nos stations déterminent toujours.

Mais, si l'on envisage les nombreux travaux sur l'hydrothérapie générale des physiologistes les plus distingués de notre temps, on ne peut sans regret pour tant d'efforts méritoires, s'empêcher de reconnaître qu'il serait téméraire de transporter dans le domaine pathologique les résultats obtenus par l'expérimentation physiologique d'où il résulte que le dernier mot doit encore appartenir à la clinique.

Or, le sphygmographe étant destiné à devenir un instrument de la clinique, le but de ce travail ne se trouve-t-il pas justifié?

En écrivant, il y a quelques années, l'histoire des fontaines de Cauterets et des variations de leur application au traitement des maladies chroniques, je mis en.évidence ce fait important : à savoir que la pratique de nos jours diffère sensiblement de celle d'autrefois. Comment ce changement s'est-il introduit: par des faits cliniques plus péremptoires que ceux du passé, par de meilleures théories physiologiques et pathologiques, en un mot, par un savoir plus approfondi.

Mais pour réaliser ce progrès, il a fallu que la science demeurât la compagne inséparable de l'expérience.

C'est ainsi que je continuerai à suivre la route que je viens d'indiquer, persuadé que j'y trouverai bientôt de bons et loyaux compagnons.

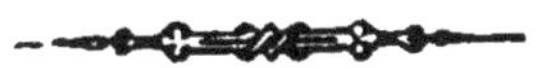

TABLE

TABLE DES MATIÈRES

Pau. — Imprimerie Administrative & Commerciale A. Mesetière

Pau. — Imprimerie Administrative & Commerciale A. Menetièrn

32.

9 782013 598033